CLINIQUE GYNÉCOLOGIQUE

(Service de M. le Prof. LAROYENNE)

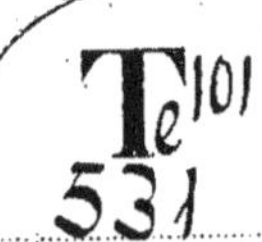

SUR UN

SIGNE PRÉCOCE DU CANCER DE L'UTÉRUS

SUR UN PROCÉDÉ D'AMPUTATION

DES CORPS FIBREUX DE L'UTÉRUS

DE L'INTOXICATION IODOFORMÉE

CONSÉCUTIVE AU TAMPONNEMENT PÉRITONÉAL DE MICKULICZ

PAR

Le D^r Ch. AUDRY

CHEF DE CLINIQUE CHIRURGICALE.

LYON

ASSOCIATION TYPOGRAPHIQUE

F. PLAN, RUE DE LA BARRE, 12.

1890

CLINIQUE GYNÉCOLOGIQUE

(Service de M. le Prof. LAROYENNE)

SUR UN

SIGNE PRÉCOCE DU CANCER DE L'UTÉRUS

SUR UN PROCÉDÉ D'AMPUTATION

DES CORPS FIBREUX DE L'UTÉRUS

DE L'INTOXICATION IODOFORMÉE

CONSÉCUTIVE AU TAMPONNEMENT PÉRITONÉAL DE MICKULICZ

PAR

Le D^r Ch. AUDRY

CHEF DE CLINIQUE CHIRURGICALE.

LYON

ASSOCIATION TYPOGRAPHIQUE

F. PLAN, RUE DE LA BARRE, 12.

1890

CLINIQUE GYNÉCOLOGIQUE

NOTE SUR UN SIGNE PRÉCOCE DE CANCER DE L'UTÉRUS ;

Il paraît tout à fait inutile d'insister sur l'importance qu'on doit reconnaître à tout signe permettant de porter le diagnostic aussi précoce que possible d'un carcinome de l'utérus.

Voici un signe dont nous devons la connaissance à M. le docteur Laroyenne qui le constate et l'enseigne depuis plusieurs années.

Il sera utile quand on se trouvera en présence de ces cas douteux, mal distincts des métrites, et où l'on est obligé d'ordinaire de recourir à l'examen microscopique de fragments excisés. Il ne s'applique qu'au cancer du col et de la cavité cervicale. On peut le formuler ainsi :

Toutes les fois que, dans une surface suspecte du col ou de la cavité cervicale, on pourra enfoncer l'ongle et ramasser quelques débris de tissus, on est autorisé à affirmer la nature épithéliomateuse de la maladie.

Tout le monde connaît la friabilité extrême des grosses masses exubérantes que le doigt déchire sans effort. C'est en somme cette même friabilité qu'on découvre, mais localisée à une surface assez peu profonde, assez restreinte en étendue pour que les autres caractères cliniques ne permettent pas d'affirmer sa valeur de cancer.

C'est du reste un signe uniquement destiné à différencier le col cancéreux au début des differents cols de la métrite chronique.

Au toucher, ces derniers apparaissent tantôt durs, tantôt

mous. Dans aucun cas on ne retrouvera la possibilité de faire pénétrer l'ongle dans la muqueuse et d'en ramener des lambeaux. L'ongle ne pénètre et ne déchire que le cancer.

Et d'ailleurs, il n'existe pas de forme d'épithélioma, si dure qu'elle puisse être, où l'on ne puisse réussir à emporter ainsi quelques débris. Il est clair qu'on agit de la sorte sur de petits nids épithéliaux qui échappent à l'exploration grossière par leur petitesse, l'absence d'ulcération, etc.

Le procédé est simple, fidèle ; à la clinique, il rend tous les jours de grands services dans les cas si nombreux où l'on éprouve des doutes. Il suffit généralement pour dispenser de l'examen microscopique des excisions parcellaires.

On voit de suite quels services il rendra toutes les fois qu'on ne pourra ou on ne voudra pas faire subir une petite opération à sa malade et se procurer un examen microscopique souvent fort difficile.

SUR UN PROCÉDÉ D'AMPUTATION DES CORPS FIBREUX DE L'UTÉRUS.

Il est permis d'admettre que le chirurgien peut tout entreprendre sur l'utérus et le vagin d'une femme à condition de remplir parfaitement les obligations imposées par la nécessité : 1° d'une hémostase absolue ; 2° d'une asepsie irréprochable.

On sait que ces indications sont, si possible, plus impérieuses encore en présence des malades portant des fibromes utérins qu'à l'égard de toute autre.

Voici la technique que nous avons vue souvent et constamment suivie par le professeur Laroyenne quand il a affaire à des polypes fibreux intra-utérins. Elle ne s'applique qu'aux myomes attachés par un pédicule un peu volumineux, et il est clair, d'autre part, qu'on ne pourra guère y avoir recours contre les énormes blocs fibreux qui remplissent quelquefois

l'utérus remonté jusqu'à l'ombilic, et qui paraissent justi-
ciables des méthodes de morcellement ou mieux de la cas-
tration.

On doit abandonner comme infectants, dangereux, diffici-
les ou inefffficaces la série des procédés anciens (ligature,
écraseurs, etc.), et recourir toujours à l'instrument tran-
chant (bistouri et ciseaux). Du reste, on sait que ces inter-
ventions étaient loin d'être toujours innocentes pour peu que
la tumeur fût grosse et la femme anémiée. Dans un cas an-
ciennement opéré à la clinique l'hémorrhagie fut telle
qu'on dut recourir au tamponnement intra-utérin avec de la
ouate imbibée de perchlorure de fer !

Voici comment M. Laroyenne procède : 1° amener la to-
talité de la tumeur à l'entrée du vagin. Très généralement
cette manœuvre offre peu de difficultés. Dans les cas con-
traires on usera des moyens indiqués par les auteurs (dilatation ou section du col, diminution du volume de la tumeur, etc.) Il n'y a pas lieu de s'inquiéter de l'inversion qui
peut ainsi être produite. Il suffit de s'attendre à sa possibilité pour être en mesure d'y parer.

2° Inciser la muqueuse qui revêt la tumeur circulairement
au niveau du pédicule, et à hauteur telle qu'on soit toujours
sûr d'en garder assez pour recouvrir complètement la surface d'insertion et de section du fibrome. Il faut en un mot
se réserver une véritable manchette de muqueuse comparable à la manchette cutanée que l'on taille dans quelques
amputations circulaires des membres, et l'on doit également
se préoccuper de la rétraction.

3° Décortiquer la manchette avec des ciseaux courbes jusqu'à l'insertion du polype qu'on coupe ou qu'on énuclée, en
assurant l'hémostase au fur et à mesure avec des pinces hé-
mostatiques.

4° Faire une suture soignée de la muqueuse disséquée et
réappliquée exactement.

Dans un cas où nous assistions M. Laroyenne, tout le
fond de l'utérus fut emporté dans une telle opération. La
lésion était due à ce qu'un petit polype intra-péritonéal s'é-

tait développé juste au niveau du pédicule de la tumeur intra-utérine. On sutura d'une part le péritoine, de l'autre la muqueuse heureusement conservée et on réduisit. Les suites opératoires furent aussi simples qu'à l'ordinaire.

Kaltenbach a fait l'incision circulaire de la muqueuse du pédicule; mais il l'a faite au niveau du sillon qui sépare l'utérus de la tumeur; on voit de suite que cette manière de faire est très différente de la nôtre.

Ce que nous venons de dire s'applique surtout aux polypes fibreux intra-utérins. Cependant quand l'occasion s'en présentera, M. Laroyenne ne manquera pas de suivre une méthode comparable en présence des fibromes sous-péritonéaux sessiles. En d'autres termes il suivra l'exemple de Martin qui décortique le péritoine et la coque, mais il incisera cette dernière suivant sa circonférence et non dans l'axe de manière à conserver juste ce qu'il faudra de la coque pour recouvrir la cavité creusée dans la paroi de l'utérus. Il est inutile de faire ressortir la diminution de l'hémorrhagie, la surface disséquée étant bien moins étendue (1).

Nous ajoutons que toutes les opérations extra-péritonéales sont faites sous l'irrigation continue de solutions antiseptiques extrêmement diluées et après désinfection rigoureuse de la cavité utérine.

(1) Le procédé vient d'être réalisé par M. le professeur Laroyenne sur un myome kystique colossal à développement intra-abdominal. La tumeur, qui présentait le volume d'un utérus gravide à terme, avait été prise avant la laparotomie et pendant la première partie de l'intervention pour un kyste de l'ovaire.

La cavité kystique contenait deux litres de liquide brun. Le pédicule, dont le diamètre atteignait 10 centimètres, fut sectionné après décortication de la manchette suivant les règles que nous avons indiquées. Quatre ligatures en masse à la soie assurent l'hémostase. On suture la manchette et on réduit.

La malade guérit rapidement.

DE L'INTOXICATION IODOFORMÉE CONSÉCUTIVE AU TAMPONNEMENT PÉRITONÉAL DE MICKULICZ
(CINQ OBSERVATIONS).

La question du drainage péritonéal est à l'ordre du jour. Nous devons à Mickulicz un procédé qui a rendu et rendra certainement encore de grands services. Le lecteur qui n'a pas à son sujet des idées assez précises pourra se reporter au *Traité de gynécologie* de M. Pozzi où sa technique est suffisamment indiquée.

Cependant d'assez vives critiques ont été adressées au tampon de Mickulicz ; elles sont d'ordre variable, et on les trouvera exposées dans le travail d'un élève de Treuf, Van Stokins (1), et dans une communication de Sänger au Congrès de Berlin de 1890.

Nous pensons qu'on n'a pas assez insisté sur les dangers d'intoxication iodoformée que fait courir l'emploi du procédé dont nous nous occupons. Cependant Mickulicz, Pozzi et probablement bon nombre des opérateurs qui l'ont employé, ont éprouvé de ce côté là des mécomptes très désagréables.

Pour notre part, nous avons pu dans cinq cas observés pendant un laps de temps très court, être témoin de phénomènes relativement graves dont la cause devait être évidemment cherchée dans le tamponnement du péritoine avec une certaine quantité de gaze iodoformée.

Il sera probablement utile de savoir dans quelles conditions ces accidents se sont produits.

Quatre de nos observations ont été prises à la clinique gynécologique (professeur Laroyenne) et sont relatives à quatre malades opérées par son assistant le docteur Goullioud. Nous les rapportons brièvement :

(1) Résumé in *Arch. de toc.*, juillet 1890.

OBSERVATION I. — *Ovariotomie double pour tumeur polykystique,
sessile et énucléable.*

X..., âgée de 34 ans, domestique, a été réglée à 15 ans, et aurait eu dès le début de la menstruation des accidents dysménorrhéiques, les règles étant douloureuses et souvent retardées. La malade est vierge.

Depuis cinq ans, elle souffre vivement du côté du bas-ventre et des reins ; elle ne marche plus que très difficilement ; elle est souvent obligée de garder le lit pendant plusieurs jours, et se trouve incapable de tout travail.

Au palper, on sent dans la cavité abdominale une tumeur rénitente occupant la fosse iliaque droite surtout et remontant de ce côté à peu près jusqu'à l'ombilic. Submatité à la percussion à ce même niveau.

Au toucher, utérus refoulé en avant, en antéposition, plaqué contre le pubis par des masses occupant les culs-de-sac postérieur et latéraux. A droite, masse saillante, dépendant évidemment de la tumeur abdominale, tendue, rénitente, manifestement fluctuante ; à gauche, plusieurs petites masses dures, saillantes, tendues, lobulées, non fluctuantes. L'utérus mesure un peu moins de 0,08.

Après avoir pensé à un fibrome, on conclut en faveur de tumeurs kystiques des deux ovaires enclavées dans le petit bassin.

Le 18 octobre, opération par M. le docteur Goullioud. L'incision de la paroi est accompagnée d'une blessure de la vessie ouverte sur 0,03 environ ; la vessie est, en effet, très remontée, en contact étendu avec la paroi abdominale sus-pubienne ; suture par deux rangées de catgut chromique. On constate alors l'existence d'une première tumeur kystique droite, qu'on vide péniblement à cause de la complication des kystes ; on l'amène au dehors, on lie le pédicule qui comprend la trompe droite et on enlève la masse.

On énuclée ensuite assez péniblement une masse semblable moins considérable enclavée dans la moitié gauche du petit bassin. Elle se pédiculise assez facilement et est extirpée. On a procédé à peu près comme pour une ablation d'annexes ; cependant on n'enlève pas la trompe.

Toilette sèche du péritoine.

On exécute alors un tamponnement du péritoine, pénétrant sur les surfaces cruentées résultant de l'énucléation des tumeurs. On suit exactement la technique de Mickulicz. La gaze iodoformée employée est très faible, à 5/100, nullement pulvérulente. Suture de la paroi. Pansement : *on a répandu sur l'épanouissement des mèches qui sortent du sac de gaze une quantité considérable de poudre d'iodoforme.*

T. s. 38 ; P. 85.

Le 18. Quelques vomissements. Ventre en parfait état. Bouche mauvaise. Langue sale, étalée, humide. Morphine 0,02.

T. m. 38°,5, s. 39°,2; P. 125.

Le 19, une purgation a donné deux selles ; état stationnaire.

T. m. 39°, s. 39°,2.

Le 20, persistance des troubles gastriques. Le calomel jaunit vivement au contact de la salive. La malade trouve aux objets d'argent un goût insupportable d'ail grillé.

T. m. 38°, s. 38°,5 ; P. 120.

Dans la nuit plusieurs selles.

21. Amélioration subjective marquée.

T. m. 38°, s. 3°,5 ; P. 110 et 120.

24. Le calomel ne jaunit pas. Jusqu'à ce moment, l'état général a toujours été extrêmement rassurant. Peut-être un peu de torpeur. Depuis lors, état parfait.

T. m. 38°,3, s. 38°,5 ; P. 100.

Le 25, ablation du tampon. Dès le second jour en changeant comme d'ordinaire les couches de coton qui recouvrent le tampon et qui sont imbibées par l'exsudat séreux, on avait enlevé autant que possible les grumeaux d'iodoforme semés à la surface.

T. 38°,5.

La suite de la guérison a été régulière, sauf une température entre 38° et 38°,5 due à une infection légère de l'orifice (1).

OBSERVATION II. — *Rétroflexion adhérente et douloureuse ; salpingo-ovarite bilatérale ; ablation des annexes.*

X.... 25 ans, a eu la fièvre typhoïde à 13 ans. Elle a été réglée à 15, toujours régulièrement et abondamment. Elle s'est mariée à l'âge de 18 ans. Au bout d'un mois, début des phénomènes douloureux dans le bas-ventre. Les règles durent dix jours.

Depuis lors, malgré un curettage, la situation est la même. La malade souffre beaucoup ; elle ne peut travailler et accepte l'ablation des annexes

Celle-ci est pratiquée par M. Goullioud le 17 octobre. Les lésions sont celles des salpingo-ovarites avancées : trompes dilatées, pleines de séro-pus, ovaires kystiques. La rétroversion de l'utérus est rectifiée ; pas d'hystéropexie.

Comme une série de kystes se sont rompus au fond du petit bassin, on fait le tamponnement de la cavité de Douglas par le procédé de Mickulicz. Suture de la paroi, après une toilette sèche du péritoine.

---

(1) On s'étonnera de ne trouver aucun renseignement sur les troubles de la vessie blessée. En fait, la sonde à demeure fut enlevée le lendemain La malade urina spontanément, sauf le troisième jour où on la sonda. Tout marcha comme si la vessie avait été intacte.

La gaze iodoformée employée est la même que dans l'observation I ; on a répandu une grande quantité de poudre d'iodoforme sur l'extrémité libre des mèches qui sortent du sac.

Le soir même de l'opération, langue sale.

T. 39°,3 ; P. 75.

Le 18, morphine 0,01.

T. m. 39°,3, s. 38°,6 ; P. 80.

Le 19, un vomissement, morphine 0,02.

T. m. 39°,1, s. 38°,5 ; P. 85.

Le 20, signe de l'argent, du calomel ; langue saburrale, bouche mauvaise, etc. État général excellent. Ventre normal.

T. 38°,5 ; P. 100.

21. De nombreuses selles provoquées par le sulfate de soude ont amené une amélioration subjective marquée. Depuis lors, marche régulière.

T. m. 38°,2, s. 38°,5 ; P. 95.

Le 26, salive normale.

T. 37°,4.

Le 27, on enlève le tampon. Aucune trace d'infection locale ou autre. Depuis lors, guérison régulière. Cicatrisée le 5 novembre, sauf un petit trajet fistuleux.

Obs. III. — *Ovaire kystique ; ablation des annexes gauches.*

X..., âgé de 20 ans 1/2, ne présente aucun antécédent pathologique. Il n'y a guère plus de deux mois qu'elle éprouve des douleurs dans le ventre. D'autre part, elle présentait sur les membres inférieurs les traces d'une éruption suspecte en voie d'effacement.

L'examen du petit bassin par le palper bimanuel révèle l'existence d'une volumineuse tumeur liquide, grosse comme un poing, occupant la partie antérieure du ligament gauche. Utérus normal ; annexes droites probablement saines. On diagnostique une dilatation considérable de la trompe ou un petit kyste de l'ovaire.

18 octobre. Ablation des annexes du côté gauche. Quelques adhérences au niveau du pavillon oblitéré ; l'ovaire est bien en avant et en dedans de l'extrémité de la trompe ; il présentait deux ou trois kystes séreux du volume d'une grosse noix chacun.

Les annexes droites sont respectées.

En raison de la rupture des kystes, tamponnement de la cavité de Douglas. On procède exactement comme dans les cas précédents.

Le soir, rien d'anormal. T. 38°,2.

19. Un peu de torpeur ; face colorée. État général excellent ; ventre normal malgré l'hyperthermie ; morphine, 0,02.

T. m. 39°, s. 40° ; P. 100.

20. Langue très sale, étalée, humide. Signe de l'argent et du calomel. Quelques vomissements ; morphine 0,01.

T. m. 38°,6, s. 39° ; P. m. 100, s. 115.

21. Amélioration subjective considérable par un purgatif salin.

22. État absolument normal.

T. m. 38°,5, s. 38°,2 ; P. m. 105, s. 95.

23. La réaction du calomel ne se retrouve plus.

T. 37°,6 ; P. 90.

25. On enlève le tampon. Depuis lors suites régulières.

Cicatrisée le 5 novembre.

Nous n'avons pas l'intention de décrire ici les signes de l'intoxication iodoformique (1). Indiquons les accidents que nous lui attribuons avec nombre d'autres chirurgiens (Schede, König, etc.) : l'élévation de la température. On la voit dépasser 39°,5 et monter à 40°. Pourtant rien dans l'état général du sujet, ni dans la suite des événem nts ne nous a permis d'imputer cette hyperthermie à des accidents septiques.

La dissociation singulière du pouls et de la température, l'accélération parfois considérable de ce dernier, et aussi sa lenteur relative, sont des phénomènes que nous avons observés sur des opérées n'ayant jamais été mises en contact avec l'iodoforme ; nous pensons qu'il ne faut attacher qu'une importance très minime à l'examen du pouls en tant que bon élément de pronostic post-opératoire. Nous avons souvent entendu dire à M. Laroyenne qu'un bon pouls est rassurant, mais qu'un pouls très rapide, très faible, n'a que fort peu de signification au point de vue du danger.

Au mois de mai 1890, M. le professeur Laroyenne opéra une jeune femme de 25 ans, à laquelle il enleva un kyste de l'ovaire enclavé dans la moitié droite du petit bassin. Au cours de la laparotomie l'intestin fut ouvert sur 0,015 de longueur environ, suturé et réduit.

Le pouls, pendant les deux premiers jours, resta presque imperceptible entre 150 et 160, sans que l'état général du sujet permît d'être sérieusement inquiet ; elle sortit guérie trois semaines plus tard, sans autre incident qu'un petit abcès de la paroi développé autour d'un fil.

---

(1) Voir l'excellente thèse d'agrégation de Brun sur les accidents consécutifs à l'usage des antiseptiques. (Paris, 1883.)

1° Nous attacherons une signification réelle, mais relative, à l'élévation de la température ; chez la dernière malade dont nous venons de parler elle resta au-dessus de 39° pendant les deux premiers jours, et cela sans qu'on pût accuser l'iodoforme absent. Cependant les hyperthermies aussi considérables observées immédiatement après l'opération, et indépendamment de tout symptôme d'infection locale ou générale, sont exceptionnelles.

Il est d'ailleurs bien entendu que l'élévation de la température ne conserve pour nous une signification d'intoxication qu'autant que l'état du ventre est parfait, aussi bien que l'apparence générale du sujet.

2° Les troubles gastriques : Ce sont eux qui éveillèrent notre attention sur la possibilité de l'intoxication iodoformée. Ils suivirent immédiatement l'intervention. La langue blanche, le soir même, était couverte de saburre le lendemain, humide, large, une véritable langue d'embarras gastrique. Les malades vomissent peu, une seule des aliments. Elles se plaignaient d'un goût insupportable de la bouche. Il n'y avait aucun symptôme abdominal. Tous ces signes s'atténuèrent extraordinairement aussitôt que des purgatifs salins eurent amené quelques selles dès les deuxième et troisième jours.

3° Enfin les signes précis de l'intoxication : D'abord le signe de l'argent (de Poncet). Toutes trouvaient un goût insupportable à ce métal, et nous avons vu que l'une d'elles, cuisinière, le définit exactement de goût d'ail grillé ; puis la présence de l'iodoforme dans la salive, celle-ci jaunissant rapidement le calomel qu'on y mêlait.

Au cinquième jour, il n'existait plus de réaction salivaire et les malades étaient dans un état parfait sans que rien eût été changé dans les parties importantes de leur pansement.

Grâce à la jeunesse des malades, à l'intégrité de leurs reins, à l'absence de toute infection, l'intoxication iodoformique n'a eu aucune conséquence sérieuse, l'élimination ayant été facile.

Elle peut d'ailleurs exister presque sans symptômes appréciables si on ne les recherche pas attentivement.

Obs. IV. — *Fibrome utérin ; salpingo-ovarite double ;*
ablation des annexes.

X..., âgée de 35 ans. Début des accidents (douloureux, fébriles et hé-morrhagiques) remontant à 6 ans, séparés par des périodes de santé.

Utérus de 8 1/2 de cavité, fixé, présentant sur la moitié gauche de sa face antérieure une tumeur saillante, dure et mobile.

Cul-de-sac latéral gauche rempli par une masse tendue, fluctuante.

Cul-de-sac latéral droit, rempli par des masses plus bosselées, moins considérables, moins nettes.

Diagnostic : fibrome utérin ; salpingo-ovarite double.

22 octobre. M. Goullioud enlève les annexes des deux côtés : trompes très dilatées ; ovaires changés en kystes. On laisse un fibrome sessile sous-péritonéal du volume du poing.

Tampon de Mickulicz sur la surface d'énucléation.

23 oct. La malade va très bien. Langue un peu sale. T. 38°,2.

24. La malade va très bien. Réaction du calomel très marquée. T. 38°.

25. La malade va irréprochablement. Les troubles digestifs sont presque nuls. T. 38°,5 le soir.

Les jours suivants marche normale et régulière. T. entre 37°,8 et 38°,2.

Cicatrisée le 5 novembre.

Ici l'hyperthermie a été très légère, les troubles digestifs peu marqués, et cependant la salive contenait des quantités notables d'iodoforme.

Notons surtout que dans ce dernier cas on avait pris soin de ne point jeter d'iodoforme sur l'extrémité extra-périto-néale des mèches, et que la gaze iodoformée employée était très faiblement imprégnée, à peine colorée.

Peut-être faut-il attribuer à cette absence d'iodoforme à la surface la bénignité extrême des accidents. Mais il ne faut pas toujours compter sur un semblable bonheur. Voici une observation où l'intoxication iodoformée consécutive au tampon de Mickulicz joua certainement un rôle considérable dans la terminaison fatale.

Observation V. — *Énorme kyste de l'ovaire ; obésité ; cachexie ;*
ovariotomie ; mort le sixième jour de septicémie et d'intoxication
iodoformée.

M. X..., âgée de 56 ans, a été soignée, il y a trois mois, pour un pro-lapsus utérin (?).

A l'époque où elle consulte M. le professeur agrégé Jaboulay, en septembre 1890, celui-ci constata l'existence d'une énorme tumeur kystique abdominale siégeant très probablement dans l'ovaire. La malade est très grosse, respire mal. Elle est faible. Son état empire rapidement ; il n'y a qu'un an que les accidents ont débuté. L'état général est misérable. Urines rares. Rien au cœur. Malgré ces conditions mauvaises, on lui offre l'ovariotomie comme unique chance de salut, et M. Jaboulay la pratique en ville le 15 septembre.

Ovariotomie : Incision de 20 cent. environ. On ponctionne successivement deux kystes contenant chacun vingt litres environ, et on amène au dehors une troisième masse moins considérable. La tumeur est pédiculée, très lourde. Aussitôt après la section du pédicule sur une pince, apparaît une hémorrhagie considérable au fond du ventre. On comprime l'aorte directement, on verse de l'eau chaude et l'on finit par saisir sous une longue pince le bord pelvien du ligament large gauche qui a été déchiré par la traction sur la tumeur.

On enlève l'ovaire droit qui porte un fibrome gros comme une mandarine et on respecte l'utérus qui en contient plusieurs autres.

Enfin on fait un tamponnement de la moitié gauche du petit bassin (Mickulicz) avec une gaze iodoformée, évidemment très chargée d'iodoforme, bien qu'on ait pris la précaution de la secouer vivement. Suture. On a laissé trois pinces à demeure sur le ligament large déchiré au ras de la paroi pelvienne.

16 sept. Nuit agitée. Soif. T. 38°,5. Ablation des pinces. *Soir*. La malade, à qui la maladresse d'une infirmière a fait subir une brûlure légère, mais large, de la cuisse droite, a 39°,9. Agitation considérable. Ventre normal. Le tampon laisse couler une sérosité sanglante abondante.

17. Nuit bonne, 38°,2. Miction spontanée. La malade a la langue sale. Signe de l'argent. Réaction du calomel. Bouche amère. On enlève quatre des bandes du tampon. Soir, T. 38°,7.

18. Agitation continue. Réaction du calomel, etc. On essaye de retirer une partie du tampon pour enlever l'iodoforme. Ces tentatives sont très douloureuses. Soir, T. 40°,2.

19. T. 40°,1. Soir, 40°,6.

20. Coma. T. 40°,6.

21. Morte à une heure du matin.

Ici, les causes de la mort apparaissent facilement : la gravité de l'état général de l'opérée, son adipose, la dégénération probable de son myocarde, de ses reins, peut-être de son foie, durent évidemment multiplier l'influence de l'intoxication. Celle-ci fut d'ailleurs d'autant plus intense que, en dépit des précautions, la gaze était certainement très chargée d'iodoforme. Il est certain que des phénomènes septiques sont venus aggraver singulièrement la situation, et c'est à eux qu'il faut attribuer la cause de la mort. On doit croire cependant que l'intoxication iodoformique y contribua d'une façon active.

On notera, de plus, que les accidents septiques éclatèrent surtout après les tentatives d'ablation du tampon, très adhérent, serré. Il est extrêmement probable qu'il s'est alors passé un accident sur lequel insiste Sänger : les mèches tirées ont rencontré une résistance qui a exprimé leur contenu et l'a versé dans le péritoine.

Quoi qu'il en soit, nous pourrons être autorisé à conclure *qu'on doit apporter des réserves à l'emploi trop fréquent du tampon intra-péritonéal fait avec de la gaze iodoformée. On est toujours exposé à des accidents d'intoxication souvent légers, mais dont on retrouvera presque constamment des traces, ces accidents pouvant dans certaines conditions entraîner des inconvénients extrêmement graves. En tout cas on n'emploiera que de la gaze très peu chargée d'iodoforme et on ménagera ce dernier dans le pansement.*

19